BEI GRIN MACHT SICH IHR WISSEN BEZAHLT

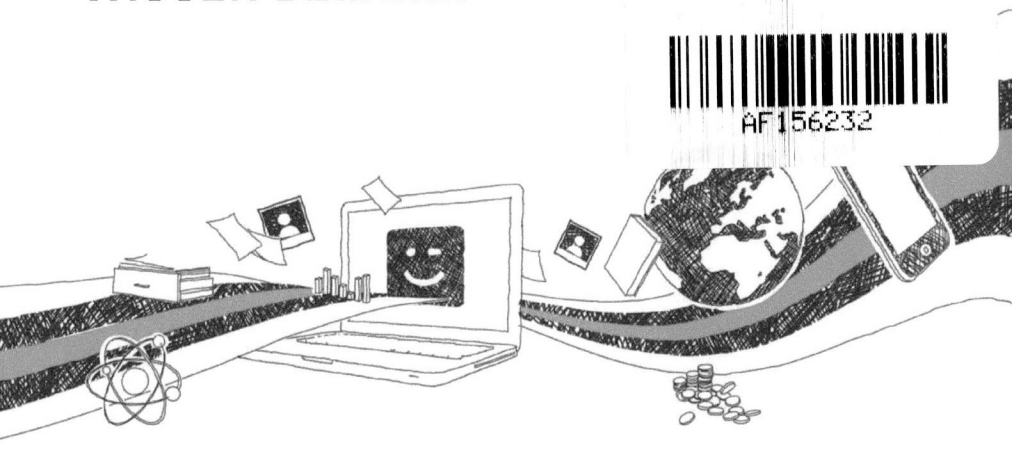

- Wir veröffentlichen Ihre Hausarbeit,
  Bachelor- und Masterarbeit

- Ihr eigenes eBook und Buch -
  weltweit in allen wichtigen Shops

- Verdienen Sie an jedem Verkauf

Jetzt bei www.GRIN.com hochladen und kostenlos publizieren

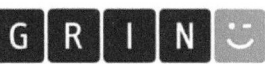

Katja Richter

Zur Bedeutung der Gesundheitswissenschaft für die Pflege am Beispiel der Prävention

GRIN Verlag

Bibliografische Information der Deutschen Nationalbibliothek:

Die Deutsche Bibliothek verzeichnet diese Publikation in der Deutschen National-
bibliografie; detaillierte bibliografische Daten sind im Internet über http://dnb.d-
nb.de/ abrufbar.

Impressum:

Copyright © 2011 GRIN Verlag, Open Publishing GmbH
Druck und Bindung: Books on Demand GmbH, Norderstedt Germany
ISBN: 978-3-640-91451-7

Dieses Buch bei GRIN:

http://www.grin.com/de/e-book/171822/zur-bedeutung-der-gesundheitswissenschaft-
fuer-die-pflege-am-beispiel-der

GRIN - Your knowledge has value

Der GRIN Verlag publiziert seit 1998 wissenschaftliche Arbeiten von Studenten, Hochschullehrern und anderen Akademikern als eBook und gedrucktes Buch. Die Verlagswebsite www.grin.com ist die ideale Plattform zur Veröffentlichung von Hausarbeiten, Abschlussarbeiten, wissenschaftlichen Aufsätzen, Dissertationen und Fachbüchern.

Besuchen Sie uns im Internet:

http://www.grin.com/

http://www.facebook.com/grincom

http://www.twitter.com/grin_com

Hamburger Fern- Hochschule

Studiengang Pflegemanagement

Studienzentrum Potsdam

Studienfach Gesundheitswissenschaft

Hausarbeit zum Themenkomplex

Zur Bedeutung der Gesundheitswissenschaft für die

Pflege am Beispiel der Prävention

Frühjahrsemester 2011

von

Katja Richter

—————————————

02/2011

Inhaltsverzeichnis

Abbildungsverzeichnis

1 Einleitung

Nach dem ICN-Ethikkodex haben Pflegende vier grundlegende Aufgaben: Gesundheit zu fördern, Krankheit zu verhüten, Gesundheit wiederherzustellen und Leiden zu lindern.

Demzufolge ist die Pflege unabdingbar, denn es wird immer ein universeller Bedarf an Pflegende für alle Bereiche des Gesundheitswesens geben. Das Gesundheitswesen in Deutschland befindet sich in einer schwierigen Situation, denn mit seinen aktuellen Problemen und Zukunftsaussichten ist es ein Dauerbrenner in der politischen Arena. Die Berufsgruppe der Pflege muss sich im täglichen Leben mit vielen verschiedenen Situationen auseinandersetzen und darauf richtig reagieren. Außerdem stehen sie einer sehr hohen Belastung entgegen (Personalmangel, schlechte Arbeitsbedingungen, hoher Krankheitsstand). In diesem Sinne soll untersucht werden, welchen Einfluss die Gesundheitswissenschaft auf die Pflege hat. Dies wird am Beispiel der Prävention verdeutlicht. Das erste Kapitel beschäftigt sich mit der Gesundheitswissenschaft im Vergleich zu anderen Disziplinen, wie der Pflegewissenschaft. Anschließend wird die Prävention von der Gesundheitsförderung abgegrenzt und es wird vertieft auf das Thema der Prävention eingegangen.

Gewalt in der Pflege ist immer noch ein großes Tabuthema in unserer heutigen Gesellschaft. Wer ist nicht überrascht und zugleich schockiert, wenn über Gewaltverbrechen in der Pflege berichtet wird. Aber was für die Allgemeinheit gilt, gilt auch für den Bereich des Gesundheitswesens. Beim Aufeinandertreffen von Pflegenden und Gepflegten kann es unter Umständen zu verschiedenen Gewaltformen kommen. Deshalb soll im letzten Kapitel verdeutlicht werden, welche Ursachen Gewalt haben können und wie man sich ihnen stellen kann.

2 Gesundheitswissenschaften/Public Health

Es war ein langer Weg bis sich die Gesundheitswissenschaften in Deutschland etabliert haben. Die Gesundheitswissenschaften „befassen sich mit den körperlichen, psychischen und gesellschaftlichen Bedingungen von Gesundheit und Krankheit." (Vgl. Hurrelmann 1998, S.17)
Von Public Health zur Gesundheitswissenschaft – oder den wissenschaftlichen Bereichen von Old Public Health, New Public Health und Health Science/Gesundheitswissenschaften.

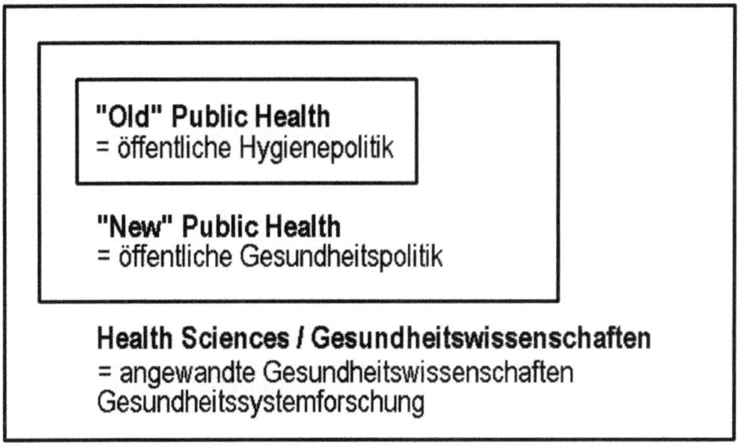
"Old" Public Health
= öffentliche Hygienepolitik
"New" Public Health
= öffentliche Gesundheitspolitik
Health Sciences / Gesundheitswissenschaften
= angewandte Gesundheitswissenschaften
Gesundheitssystemforschung

Abb. 1: Das Selbstverständnis von Old Public Health, New Public Health und Health Science/ Gesundheitswissenschaften (Vgl. Hurrelmann 1998, S. 31)

Public Health wird definiert als „...Wissenschaft und die Praxis der Verhütung von Krankheit, der Lebensverlängerung und der Förderung seelischer und körperlicher Gesundheit... ." (Vgl.Willig 2005, S. 22)

Old Public Health, die sich auf vier wichtige Bezugswissenschaften bezieht:

- Mikrobiologie, Lehre von den krankmachenden Kleinstlebewesen
- Epidemiologie, Lehre von der Verbreitung von Krankheiten
- Hygiene, Lehre vom Gesundheitsschutz
- Prävention, die Vorbeugung (Vgl. Willig 2005, S.22)

Mit diesen wissenschaftlichen Maßnahmen sollten gesundheitlich unterversorgte Bevölkerungsgruppen und sozial gefährdete Gruppen (z. B. Alleinerziehende, Menschen mit niedrigem Bildungsniveau, Behinderte) angesprochen werden.

Der Adressatenkreis von New Public Health hat sich erweitert und spricht nun alle Bevölkerungsgruppen an. Das Aufgabengebiet von Public Health hat sich mit der Zeit vergrößert und es wurden weitere Bereiche hinzugezählt:

- Umwelthygiene und Ökologie, um zu untersuchen, wie Umweltbedingungen krank machen können, und wie Umweltschutz zur Gesundheit beiträgt
- Sozialhygiene, um zu erforschen, wie das Zusammenleben von Menschen mit dem Auftreten von Krankheiten zusammenhängt, und wie menschliches Miteinander gesundheitsfördernd gestaltet werden kann
- Forschung über Gesundheits- und Versorgungssysteme (Gesundheitsökonomie), um zu untersuchen, welche Möglichkeiten und Grenzen Gesundheitssysteme und Systeme sozialer Sicherung haben, und ob die Systeme effektiv und effizient arbeiten (Vgl. Willig 2005, S. 23)

Der Begriff Health Sciences hat sich etabliert und enthält „die wesentlichen Schwerpunktgebiete von Old und New Public Health."

2.1 Definition von Gesundheit und Krankheit

Wann ein Mensch gesund oder krank ist wird stark beeinflusst von der Definition der Weltgesundheitsorganisation (WHO). Die WHO beschreibt Gesundheit als ein „Zustand vollkommenen körperlichen, geistigen und sozialen Wohlbefindens und nicht allein das Fehlen von Krankheit und Gebrechen." Gesundsein hängt nicht allein vom Wohlbefinden ab, sondern es muss ein inneres Gleichgewicht in jedem Menschen herrschen.

Jeder Mensch ist für sich selbst verantwortlich und muss Körper, Geist und Seele in Einklang bringen, d.h. sich auch mit den eigenen Bedürfnissen, Wünschen und Anforderungen der Mitmenschen und der Umwelt auseinander setzen. „Die medizinische Versorgung trägt mit ihren präventiven Leistungen (z.b. Impfungen) sowie ihrer kurativen Möglichkeiten zum Gesundheitszustand der Bevölkerung bei." (Vgl. Gutzwiller/Paccaud 2007, S.14) Krankheit wird oft als Gegenteil von Gesundheit gesehen, jedoch bedeutet Krankheit nicht „das vollständige Fehlen von Gesundheit, sondern das Überwiegen der beeinträchtigenden Faktoren, die vom Kranken zurzeit nicht ausgeglichen werden können." (Vgl. Menche 2004, S. 9)

2.2 Medizin und Gesundheitswissenschaft im Vergleich

	Medizin (Krankheitswissenschaft)	Gesundheitswissenschaft
Forschungs- gegenstand (Beispiele)	Pathogenese (was macht krank?) Welche Ursachen, Krankheitserreger, Risikofaktoren lösen Krankheiten aus? Wie werden Krankheiten erfolgreich behandelt?	Salutogenese (was hält gesund?) Unter welchen gesellschaftlichen, kulturellen, ökonomischen und ökologischen Bedingungen bleiben Menschen gesund?
Bezugswissen- schaften	Naturwissenschaften, vor allem die Humanbiologie, Biochemie, Physik, Pharmakologie	Sozial – und Geisteswissenschaften, aber auch die Medizin, z.B. Sozialmedizin, und Wirtschaftswissenschaften
Blick...	...auf das Individuum gerichtet	...auf die Gesellschaft gerichtet
Das Gesundheits- wesen...	...hat die Aufgabe, die Rahmenbedingungen, Einrichtungen und Ressourcen vorzuhalten, die eine medizinische Versorgung für jeden einzelnen nach dem Stand der Wissenschaft ermöglicht	...mit seinen Einrichtungen muss von der Gesellschaft getragen werden (Solidaritätsprinzip). Die Ressourcen, die eine Gesellschaft aufbringen kann, sind begrenzt. Das Gesundheitswesen arbeitet effektiv, wenn die Gesundheit von ganzen Bevölkerungsgruppen gestärkt, gefördert und erhalten bleibt.

Abb. 2: Medizin und Gesundheitswissenschaften im Vergleich (Vgl. Willig 2005, S.21)
[Eigene Darstellung]

Mit diesem Vergleich soll zum Ausdruck gebracht werden, dass Gesundheit und Krankheit mit der Salutogenese besser verstanden werden kann als mit der Pathogenese. Die Pathogenese orientiert sich am „Ursache- Wirkung- Prinzip." (Vgl. Menche 2004, S. 10) Dagegen entwickelte der Medizinsoziologe Aaron Antonovsky das Modell der Salutogenese, bei dem besonders gesundheitsfördernde Aspekte im Vordergrund stehen.

2.3 Pflegewissenschaft

Die Pflegewissenschaft beschäftigt sich mit dem Menschen und seinem Gesundheitszustand und hat „die Aufgabe, Erfahrungen und Kenntnisse aus dem gesamten Pflegebereich mit wissenschaftlichen Methoden zu erforschen und zu bewerten. Eines ihrer Forschungsthemen ist: die Wirksamkeit von Pflegehandlungen zu prüfen, zu beweisen oder zu widerlegen." (Vgl. Willig 2005, S. 35) Die Pflegewissenschaften sind den Sozialwissenschaften zuzuordnen und schließt die Bereiche der Pflegepraxis, der Pflegetheorie und Pflegeforschung mit ein. „Vorrangiges Ziel der Pflegeforschung ist es, durch die Entwicklung von wissenschaftlich fundiertem Grundlagenwissen die Pflegequalität zu sichern und zu verbessern." (Vgl. Menche 2004, S. 31) Dabei werden bei der Pflegeforschung zwei Ansätze unterschieden: der quantitative und der qualitative Forschungsansatz. Demzufolge ist die Pflegewissenschaft eine praktische Wissenschaft, die ihre Wurzeln im US- amerikanischen Raum Anfang des 20. Jahrhunderts haben. Somit ist die Geschichte der Pflegewissenschaft noch relativ jung. Von dem Us- amerikanischen Raum ausgehend entwickelte sich die Akademisierung verschiedener Pflegestudiengänge Richtung Europa mit unterschiedlicher Geschwindigkeit. Erst in den 80er/90er Jahren entstanden einige Pflegestudiengänge in Deutschland. Schon daran erkennt man, dass Deutschland im internationalen Vergleich deutlich zurück hängt und einen immensen Nachholbedarf hat. Den Gegenstandsbereich der Pflegewissenschaften kann man anhand dessen beschreiben, was professionelle Pflege ausmacht.

Professionelle Pflege wird durch verschiedene Berufe ausgeübt (z. B. Gesundheits- und Krankenpfleger/in, Gesundheits- und Kinderkrankenpfleger/in und Altenpfleger/in). Die Professionalität ist somit durch drei Schlüsselqualifikationen gekennzeichnet:

- Fachkompetenz: Kenntnisse , Fähigkeiten und Fertigkeiten
- Sozialkompetenz: Fähigkeit zur Zusammenarbeit im Team, Kommunikations- und Konfliktfähigkeit, Empathiefähigkeit bei gleichzeitiger Wahrung der Distanz
- Persönlichkeitskompetenz: Selbständigkeit, Verantwortungsbewusstsein, (Lern) Motivation, Kritikfähigkeit, Reflexionsfähigkeit (Vgl. Menche 2004, S. 22)

Die professionelle Pflegefachkraft hat die Verantwortung für die Planung, Durchführung und Evaluation des Pflegeprozesses. Der Pflegeprozess besteht nach Fiechter/ Meier aus sechs sich gegenseitig beeinflussenden Phasen:

- Informationssammlung
- Erkennen von Problemen und Ressourcen des Patienten
- Festlegung der Pflegeziele
- Planung der Pflegemaßnahmen
- Durchführung der Pflege
- Beurteilung der Wirkung der Pflege auf den Patienten

Der Pflegeprozess ist somit ein wichtiges Instrument zur Qualitätssicherung in der Pflege. Das „bekannte sechsstufige Modell der Pflegeplanung von Verena Fiechter und Martha Meier wurde in der Folgezeit weiterentwickelt. Die Weltgesundheitsorganisation (WHO) fasst den Pflegeprozess in vier Schritte zusammen." (Vgl. Menche 2004, S.83)

- Assessment (Pflegebedürftigkeit einschätzen)
- Planing (Pflege planen)
- Intervention (Pflege durchführen)
- Evaluation (Beurteilen, Verbessern)

Weiterhin übernimmt die Pflegefachkraft Aufgaben in der Steuerung, Koordination und Organisation der Versorgungsprozesse. Somit hat sich das Aufgabenspektrum der professionellen Pflege um einiges vergrößert.

3 Prävention in Abgrenzung zur Gesundheitsförderung

„Mit Prävention und Gesundheitsförderung werden zwei sich ergänzende Arbeitsweisen bezeichnet." (Vgl. Gutzwiller/Paccaud 2007, S.195) Der Begriff Prävention „stammt aus dem Lateinischen" (Vgl. Klischies 2004, S. 262) und richtet sich auf ein bestimmtes Ziel, der Verhütung bzw. Vorbeugung von Krankheiten. Die Gesundheitsförderung hingegen „zielt auf einen Prozess, allen Menschen ein höheres Maß an Selbstbestimmung über ihre Gesundheit zu ermöglichen und sie damit zur Stärkung ihrer Gesundheit zu befähigen." (Vgl. Gutzwiller/Paccaud 2007, S.197)

	Prävention	Gesundheitsförderung
Leitmotiv	Vermeidungsstrategie	Entwicklungsstrategie
Sichtweise: Der Mensch ist...	...in Gefahr, zu erkranken ... zu schützen vor Krankheitserregern und Krankheitsursachen	... in der Lage, selbst für seine Gesunderhaltung zu sorgen ...abhängig von gesunden Lebensbedingungen
Bezugswissenschaften	Medizin und Biowissenschaften	Medizin, Gesellschafts- und Kulturwissenschaften
Gesundheitsbegriff	Gesund ist, nicht krank zu sein	Gesundheit ist umfassendes Wohlbefinden und mehr als die Abwesenheit von Krankheit
Aufgabe/ Handlungsfeld	Krankheit vermeiden, Ursachen abwenden, Risikofaktoren ausschalten	Individuelle Fähigkeiten zur Lebensbewältigung verbessern; Lebensbedingungen schaffen oder verbessern
Ansatz/ Denkweise	Pathogenese (Krankheitsentstehung) studieren, Krankheitsursachen und – risiken erforschen	Salutogenese („Gesundheitserzeugung") studieren, Ursachen und Faktoren finden, welche die Gesundheit fördern und erhalten

Abb. 3: Unterschiede zwischen Prävention und Gesundheitsförderung (Vgl. Willig 2005, S.28) [Eigene Darstellung]

„Die Einteilung von Präventionsmaßnahmen lässt sich nach dem Zeitpunkt, nach der Zielgröße und nach der Methode vornehmen." (Vgl. Waller 1996, S.150)

3.1 Prävention nach dem Zeitpunkt

Nach dem Zeitpunkt werden die primäre Prävention (Krankheitsverhütung), sekundäre Prävention (Krankheitsfrüherkennung) und tertiäre Prävention (Verhinderung von Rezidiven) unterschieden.

3.1.1 Primärprävention

Das Ziel der Primärprävention ist die Krankheitsverhütung und Gesundheitsvorsorge und soll vor dem Auftreten von Frühsymptomen einsetzen. Dadurch soll frühzeitig eine Krankheit verhindert werden. „Primärpräventive Maßnahmen beziehen sich auf die Krankheitsursachen (Ätiologie)." (Vgl. Waller 2007, S.124) Somit soll die Krankenkasse nach §20 SGB V Prävention und Selbsthilfe in der „Satzung Leistungen zur primären Prävention vorsehen...und Anforderungen erfüllen."
(Vgl.SGB V 2009, S. 396)

3.1.2 Sekundärprävention

Die Sekundärprävention hat zum Ziel die Krankheitsfrüherkennung und die rechtzeitige Behandlung, um eventuell frühzeitig bei Krankheiten intervenieren zu können. Beispiele für Sekundärpräventive Maßnahmen sind u.a. gynäkologische Untersuchungen wie Mammographie- Screenings.

3.1.3 Tertiärprävention

Bei der Tertiärprävention steht im Fokus, dass Menschen bereits krank sind. Trotzdem wird versucht ihnen „ein Leben mit und trotz Krankheit zu ermöglichen und ein Fortschreiten der Erkrankung...zu vermeiden."
(Vgl. Menche 2004, S. 108) Typische Tertiäre Maßnahmen sind z.B. die Rehabilitation und die Anschlussheilbehandlung.

3.2 Prävention nach der Zielgröße

Nach der Zielgröße unterscheidet Waller (1996) die Verhaltensprävention und Verhältnisprävention.

3.2.1 Verhaltensprävention

Die Verhaltensprävention hat zum Ziel, dass Menschen ihre Einstellungen und Denkweisen zum Leben überprüfen und evtl. verändern sollten, um somit einen positiven Beitrag zu ihrer Gesundheit leisten zu können. Durch bestimmte Maßnahmen, wie z.b. der Gesundheitsaufklärung und –beratung soll den Menschen bewusst gemacht werden, welche Konsequenzen ein nachlässiges Verhalten mit sich ziehen kann.

Darüber hinaus bieten mittlerweile viele Krankenkassen Präventionskurse in folgenden Bereichen an:

- Bewegungsgewohnheiten zur Förderung des Muskel- / Skelettsystems
- Bewegungsgewohnheiten zur Förderung des Herz- Kreislaufsystems
- Ernährungsberatung
- Stressreduktion/ Entspannung
- Genuss- und Suchtmittelkonsum

3.2.2 Verhältnisprävention

Im Gegensatz zur Verhaltensprävention bezieht die Verhältnisprävention die Umwelt- und Lebensbedingungen der Menschen mit ein. „Maßnahmen der Verhältnisprävention zielen auf die Kontrolle, Reduzierung oder Beseitigung von Gesundheitsrisiken…und werden in der Regel durch staatliche Maßnahmen auf der Basis von Gesetzen und Verordnungen etc. durchgeführt." (Vgl. Waller 1996, S.169) Es gibt verschiedene Bereiche, wo Verhältnisprävention ansetzt, z.B. bei der betrieblichen Gesundheitsförderung, dem Arbeitsschutz, der Gesundheitspolitik und dem Umweltschutz.

3.3 Prävention nach der Methode

Nach der Methode werden Präventivmedizin, Gesundheitsaufklärung und –
beratung, Gesundheitserziehung und –bildung, Gesundheitsselbsthilfe und
Gesundheitspolitik unterschieden. (Vgl. Waller 1996, S.150)

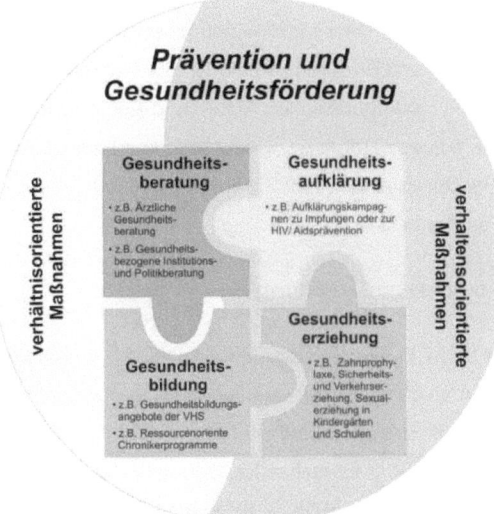

Abb. 4: Zusammenhang zwischen den Handlungsfeldern der Gesundheitspädagogik in der
Prävention und Gesundheitsförderung (Vgl. Hartmann/ Siebert 2008, S. 7)

3.3.1 Präventivmedizin

Präventivmedizin fasst die Begriffe der Gesundheitsförderung und
Krankheitsprävention zusammen.

3.3.2 Gesundheitsaufklärung und – beratung

Mit Hilfe von Gesundheitsaufklärung wird dem Menschen Wissen vermittelt.
Demzufolge soll eine Voraussetzung geschaffen werden, dass Menschen
Verantwortung für sich selbst und für die Gesundheit ihrer Mitmenschen
übernehmen. Heutzutage kann man sich über verschiedene Wege
informieren (z.B. kann man Bücher, Gesundheitsmagazine oder das Internet
nutzen).

Der Mensch soll somit selbst in der Lage sein Entscheidungen zu treffen. Im Gegensatz zur Gesundheitsaufklärung zielt die Gesundheitsberatung „auf die Beeinflussung des Menschen zugunsten eines gesunden Verhaltens ab". (Vgl. Hasseler, Meyer 2006, S.93) Bei der Gesundheitsberatung kann man Informationen über ein persönliches Gespräch erhalten und sich beraten lassen. Dem Gegenüber soll aber nichts aufgezwängt werden, womit er am Ende unglücklich wär, sondern ihm individuelle Lösungsstrategien aufzeigen und neben den Bedürfnissen und Erfordernissen auch die Möglichkeiten herausarbeiten. Neben den niedergelassenen Ärzten und Apotheken sind auch gesetzliche Krankenkassen Träger der Gesundheitsberatung, sowie verschiedene andere Beratungsstellen, z.B. Schwangeren- und Mütterberatung oder Familienberatung.

3.3.3 Gesundheitserziehung und – bildung

„Gesundheitserziehung findet in Einrichtungen der Erziehung von Kindern und Jugendlichen statt; eben da wo Kinder und Jugendliche erzogen werden (Elternhaus, Kindergarten, Schule). Gesundheitsbildung richtet sich mehr an Erwachsene und Einrichtungen der Erwachsenenbildung (Volkshochschulen, Familienbildungsstätten)." (Vgl. Willig 2005, S.326) Man kann somit sagen, dass die Erziehung im Elternhaus beginnt und ein Kind damit geprägt wird. Jedes Kind erfährt in dem jeweiligen Elternhaus einen anderen Erziehungsstil (z.B. autoritär, demokratisch oder laissez - faire) und wächst damit auf. Im Laufe der Jahre entwickelt sich daraus eine eigene Persönlichkeit. Schon im Kleinkindalter orientieren sich die Kinder am Vorbild ihrer Eltern, was meist bis in die Pubertät hinein reicht. Eltern sollten in der Gesundheitserzeihung bei ihrem Kind auf bestimmte Dinge achten, wie z.B.:

- ausreichende Bewegung
- gesunde Ernährung
- regelmäßige Körperhygiene
- Verhütung von Krankheiten
- Suchtprävention u. a.

Gesundheitsbildung ist die ganzheitliche Bildung und ist mit einem lebenslangen Lernen gleichzusetzen, denn man lernt nie aus, auch im hohen Alter nicht.

3.3.4 Gesundheitsselbsthilfe und – politik

„Gesundheitsselbsthilfe lässt sich in individuelle und soziale Selbsthilfe einteilen, wobei individuelle Selbsthilfe für sich ohne Bezug auf andere geschieht und damit thematisch mit dem individuellen Gesundheitsverhalten übereinstimmt. Soziale Selbsthilfe beinhaltet dagegen die im Alltag zur Gesunderhaltung und zur Krankheitsbewältigung erbrachte gegenseitige Hilfestellung.

Soziale Selbsthilfe lässt sich noch weiter in familien- bzw. haushaltsinterne und haushaltsexterne Selbsthilfe differenzieren." (Vgl. Waller 2009, S. 7)

Gesundheitsselbsthilfezusammenschlüsse kann man als einen Bestandteil der Gesundheitsselbsthilfe sehen, dabei dient der „Begriff Selbsthilfezusammenschlüsse als Oberbegriff für Selbsthilfegruppen." (Vgl. Waller 2009, S. 8) Unter Selbsthilfegruppen versteht man kurz gesagt Zusammenschlüsse von Menschen, die unter dem gleichen oder einem ähnlichen Problem leiden und dieses gemeinsam angehen möchten. Nach dem SGB V § 20 c fördern Krankenkassen und ihre Verbände „Selbsthilfegruppen und –organisationen, die sich die gesundheitliche Prävention oder die Rehabilitation von Versicherten…zum Ziel gesetzt haben." (Vgl. SGB V 2009, S. 397) Es gibt eine gesamte Bandbreite von unterschiedlichen Selbsthilfegruppen, die sich u.a. mit verschiedenen Themengebieten auseinandersetzen:

- Selbsthilfegruppe chronische Schmerzen
- Selbsthilfegruppe für pflegende Töchter und Schwiegertöchter
- Selbsthilfegruppe Essstörungen
- Anonyme Borderline Selbsthilfegruppe
- Selbsthilfegruppe Anonyme Alkoholiker

Gesundheitspolitik hingegen ist ein Bereich der Politik, der die Aufgabe hat die Gesundheit der Menschen zu fördern.

„Die Reform des Gesundheitssystems ist eine der wichtigsten Aufgaben des Ministeriums; Ziel ist es, die Qualität des Gesundheitssystems weiterzuentwickeln, die Interessen der Patientinnen und Patienten zu stärken, die Wirtschaftlichkeit zu gewährleisten und die Beitragssätze zu stabilisieren." (Vgl. Bundesministerium für Gesundheit 2011) Unter der Führung des Bundesministers für Gesundheit Dr. Philipp Rösler ist zum 01. Januar 2011 das „Gesetz zur nachhaltigen und sozial ausgewogenen Finanzierung der Gesetzlichen Krankenversicherung" (GKV-Finanzierungsgesetz) in Kraft getreten. (Vgl. Bundesministerium für Gesundheit 2010)

4   Gewaltprävention in der Pflege

In Bezug auf die Pflege stellt sich nun die Frage, warum „Pflege ohne Gewalt" (Vgl. Schirmer 2006, S. 18) nicht geht und wie man Gewalt verhindern bzw. minimieren kann. „Eine Pflege ohne Gewalt kann es nicht geben, denn Pflege findet in einem gesellschaftlichen Kontext statt, in dem Gewalt permanent existent ist. Aggression und Gewalt sind allgemeinmenschliche Verhaltensmöglichkeiten, die in Pflegeeinrichtungen genauso vorkommen wie in anderen gesellschaftlichen Bereichen." (Vgl. Schirmer 2006, S. 18) Überall wo Menschen aufeinander treffen kann es zu Konflikten kommen und diese können sich soweit zuspitzen, dass die Folge aggressives Verhalten sein kann oder es sogar eskaliert und zu Gewalt führt.

4.1   Definition von Gewalt

„Eine Definition des Gewaltbegriffs wird in der Fachliteratur mehrheitlich als schwierig gesehen, da der Begriff für verschiedene Ebenen und Bereiche verwendet wird." (Vgl. Schulz 2006, S. 15) Bei jeder Gewalttat gibt es zwei Gruppen, zum einen den Täter, der die Gewalt ausübt und zum anderen das Opfer, dass Gewalt erfährt.

Dazu muss man sagen, dass sich Gewalt nicht immer nur gegen Pflegebedürftige richtet, sondern oftmals auch gegen Pflegende selbst. „Gewalt wird häufig synonym mit Begriffen verwendet, die eigentlich einen anderen Bedeutungsinhalt besitzen, wie z.B. Aggression... ." (Vgl. Schulz 2006, S. 12)

„In sämtlichen Bereichen der Pflege, in der ambulanten, hauspflegerischen Betreuung wie auch in der stationären Pflege, in den Alten- und/oder Pflegeheimen oder auch in den Kliniken, kann es in unterschiedlicher Ausprägung zu Aggressionen und Gewaltausbrüchen kommen" (Vgl. Schulz 2006, S. 38) Jede Gewalttat passiert nicht einfach so, sondern hat seine Vorgeschichte. Deshalb ist es wichtig, dass darüber gesprochen bzw. dieses angesprochen und nicht einfach unter den Tisch gekehrt wird. Man sollte diesbezüglich in jeglicher Hinsicht die Augen aufmachen.

4.2   Einteilung der Gewalt

Gewalt wird in verschiedene Gewaltformen eingeteilt:

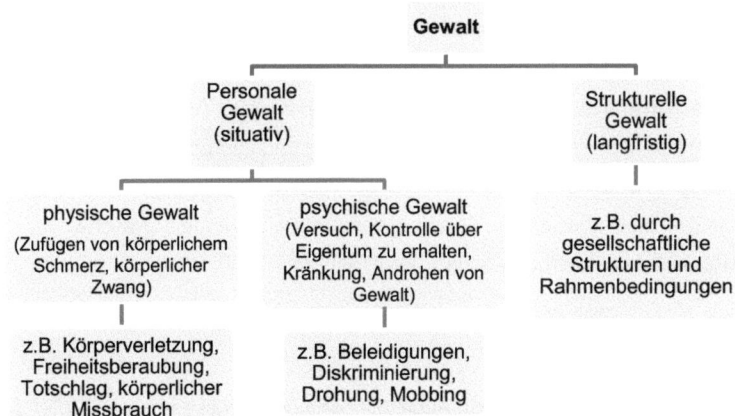

Abb. 5: Einteilung der Gewalt in Gewaltformen (Vgl. Theunert 2000, S. 61) [Eigene Darstellung]

4.3   Phasen der Gewalteskalation

„Durch Situationsuntersuchungen bei Gewaltanwendungen wurde
festgestellt, dass der Gewaltakt in bestimmten Phasen abläuft."
(Vgl.Schirmer 2006, S. 42)

- Phase I   Auslösendes Ereignis
- Phase II   Eskalation
- Phase III   Krise
- Phase IV   Entspannung
- Phase V   Nach- Krisen- Depression

In der Phase I muss etwas geschehen sein, was der Mensch als störend
oder bedrohlich erlebt. Je mehr das Ereignis wächst, desto größer ist die
Erregung des Menschen. „Das Verhalten weicht immer mehr von ihrem
normalen Grundverhalten ab." (Vgl. Schirmer 2006, S. 43) Es kommt in der
Phase II zu bedrohenden oder abwertenden Handlungen, in der sich
Kampfbereitschaft oder Resignation zeigt. In der Phase III ist der Mensch
„körperlich und gefühlsmäßig erregt" (Vgl. Schirmer 2006, S.43) und es
kommt zur Anwendung von körperlicher Gewalt. Eine Schädigung an einem
anderen Menschen ist in Phase IV erfolgt. Danach löst sich die Anspannung
und der Mensch kommt du seinem „Grundverhalten zurück." (Vgl. Schirmer
2006, S.43) Der Mensch ist „aufgrund der geistigen und körperlichen
Anstrengung" (Vgl. Schirmer 2006, S.44) in der Phase V erschöpft. Nun ist
es an der Zeit, dass über die Ereignisse gesprochen wird, um „die Ursache
für den Kontrollverlust herauszufinden." (Vgl. Schirmer 2006, S.44)

4.4   Ursachen der Gewalt

Es gibt verschiedene Ursachen von Aggressionen und Gewalt bei
Pflegenden, Gepflegten und deren Angehörigen. „Da die Beteiligten
unterschiedliche Rollen, Ansprüche und Erwartungen besitzen, können
zwischenmenschliche Konflikte entstehen, die Missverständnisse zu
Aggressionen und Gewaltereignissen eskalieren lassen." (Vgl. Schulz 2006,

S. 63) Im Nachfolgenden wird eine Übersicht über die Quellen des Gewaltpotentials der einzelnen Gruppen gegeben.

- Pflegende
  - strukturelle Zwänge, z.b. Arbeitszeiten, Personalmangel
  - Teamprobleme, z.B. Hierarchie
  - Familienprobleme, z.B. Doppellast, Konflikte
  - unverarbeitete Biographie, z.b. Helfersyndrom
- Gepflegte
  - strukturelle Zwänge, z.B. Verlust an Lebensqualität, unfreier Heimeintritt/ KH- Aufenthalt
  - unfreie Kontakte, z.B. wenig Angehörige
  - erlebte Endstation, z.B. (endlose/zeitweilige) Abhängigkeit
  - unverarbeitete Biographie, z.B. Angehörigenkonflikte (Vgl. Schulz 2006, S.67)
- Angehörige
  - soziale Faktoren, z.B. Wohnsituation, finanzielle Möglichkeiten
  - Familienprobleme, z.B. Rollenverteilung, Doppellast
  - individuelle Faktoren, z.B. eigene Bedürfnisse

Damit wird deutlich, dass es eine Vielzahl von Ursachen bei den verschiedenen Gruppen gibt. Deswegen ist es umso wichtiger die Reißleine zu ziehen, bevor es zu einer Gewalttat kommt.

4.5   Professionell gegenüber Gewalt

Um mit Gewalt professionell umgehen zu können muss man lernen sich selbst zu reflektieren, d.h. sich mit seinem eigenen Denken und Handeln auseinanderzusetzen. Ebenfalls ist es wichtig sich mit den Themen Angst und Aggressionen zu beschäftigen. Von Vorteil ist es, sich auch einmal in die Opferrolle hineinzuversetzen und darüber nachzudenken, ob man selbst in eine solche Situation kommen möchte. Vielleicht sieht man dann einige Dinge anders und geht auch mit ihnen sorgfältiger um.

4.6   Wie kann man präventiv tätig werden, um Gewalt zu verhindern

Um frühzeitig präventiv gegenüber Gewalt tätig zu werden ist es wichtig, entsprechende Signale rechtzeitig wahrzunehmen und Augen/Ohren offen zu halten. Im Bereich der Pflege sollten Mitarbeiter die Möglichkeit haben offen über Gewalt sprechen zu können, dies kann man mit regelmäßigen Teamsitzungen und Fallgesprächen verstärken. Desweiteren kann man interne Fortbildungen zum Thema Gewalt oder Deeskalationstraining anbieten, in der die Mitarbeiter lernen, wie man mit bestimmten Situationen umgeht. Aber auch Pflegende können Opfer von Gewalt werden, wie sollen diese nun mit bestimmten Situationen umgehen? In erster Linie ist es wichtig, bestimmte Situationen nicht allein mit sich auszumachen, sondern auf die Hilfe von Kollegen/innen vertrauen. Sollte es zu einem Übergriff auf die Pflege gekommen sein ist es wichtig dieses zu dokumentieren und ggf. von einem weiteren Kollegen/innen bestätigen zu lassen, der den Übergriff beobachtet hat. Aber auch Gepflegte und pflegende Angehörige können sich vor Gewalt schützen. Es gibt viele verschiedene Seminare, die man zum Thema Gewalt besuchen kann oder man sucht eine Selbsthilfegruppe auf, wenn man gar keinen Ausweg mehr sieht.

5 Zusammenfassung

Im Großen und Ganzen kann man zusammenfassend sagen, dass die Teilbereiche Gesundheitsförderung, Prävention, Kuration, Rehabilitation, Pflege und Palliativmedizin eng miteinander verknüpft sind. Deshalb gibt es auch den Merksatz ambulant vor stationär bzw. die Grundsätze „Prävention geht vor Rehabilitation" und „Rehabilitation geht vor Pflege" die im Sozialgesetzbuch XI festgehalten sind. Diese Grundsätze sind heute aktueller als zu dem Zeitpunkt wo sie festgeschrieben wurden. Man muss genau hinterfragen, ob die Grundsätze eingehalten werden. Die Grundsätze unterliegen dem Wandel im Krankheitspanorama, dem demographischen Wandel aber auch der Kostenpolitik. Tun wir genug in der Prävention, sensibilisieren wir den Patienten aber auch die medizinischen Fachkräfte genug für die Präventionsbereiche? Es steht nicht nur die Politik in der Verantwortung, sondern jeder einzelne hat Verantwortung zu übernehmen, für sich aber auch für andere. Gesundheit ist das höchste Gut und man sollte vom Anfang bis zum Ende seiner Lebenszeit sehr sorgsam damit umgehen. Prävention kann Vorbeugen, Ängste nehmen und lindern. Dies gilt auch für die Gewaltprävention, hier bedarf es der Aufklärung, denn hinter jeder Tür kann Gewalt sein (im Krankenhaus, in der Pflegeeinrichtung oder in der Arztpraxis). Man muss offen damit umgehen, nicht Schweigen, sondern präventiv vorbeugen. Die Politik allein kann das nicht mehr richten, sie kann Anreize schaffen, Aufklärung leisten und Gelder zur Verfügung stellen. Die Hauptverantwortung liegt bei jedem einzelnen Menschen selbst.

Literaturverzeichnis

Beck- Texte (2009): SGB (Sozialgesetzbuch) Bücher I-XII, 38. Auflage 2010: Deutscher Taschenbuch Verlag

Bundesministerium für Gesundheit (2010): GKV-Finanzierungsgesetz. „URL: http://www.bmg.bund.de/krankenversicherung/gesundheitsreform.html [Stand: 29.12.2010]".

Bundesministerium für Gesundheit (2011): Das Bundesministerium für Gesundheit – ein Kurzporträt. „URL: http://www.bmg.bund.de/ministerium/aufgaben-und-organisation/aufgaben.html [Stand: 21.01.2011]".

Gutzwiller, F.;Paccaud,F. (Hrsg.) (2007): Sozial- und Präventivmedizin – Public Health: Verlag Hans Huber

Hartmann, T., Siebert, D. (2008): Themen Gesundheitsfördernder Hochschulen / Gesundheitspädagogik. Online in Internet: „URL: http://www.gesundheitsfoerdernde-hochschulen.de/Inhalte/G_Themen/G10_Gesundheitspaedagogik/G10_Gesundheitspaedagogik.pdf [Stand: 25.03.2008]".

Hasseler, M.; Meyer, M. (Hrsg.) (2006): Prävention und Gesundheitsförderung – Neue Aufgaben für die Pflege: Verlag Schlütersche

Hurrelmann, K.; Laaser, U. (Hrsg.) (1998): Handbuch Gesundheitswissenschaften. Weinheim: Juventa Verlag

Klischies, R.; Panther,U.; Singbeil-Grischkat,V.(Hrsg.) (2004): Hygiene und medizinische Mikrobiologie – Lehrbuch für Pflegeberufe

Menche, N.; Lektorat Pflege (Hrsg.) (2004): Pflege Heute: Urban und Fischer

Schirmer, U.; Mayer, M.; Martin, V.; Vaclav, J.; Gaschler, F.; Özköylü, S. (Hrsg.) (2006): Prävention von Aggression und Gewalt in der Pflege – Grundlagen und Praxis des Aggressionsmanagements für Psychiatrie und Gerontopsychiatrie: Schlütersche Verlag

Schulz, P-M.; (Hrsg.) (2006): Gewalterfahrung in der Pflege – Das subjektive Erleben von Gewalt in Pflegebeziehungen: Mabuse-Verlag

Theunert, H., (Hrsg.) (2000): Gewalt in den Medien, Gewalt in der Realität – Gesellschaftliche Zusammenhänge und pädagogisches Handeln: Kopäd-Verlag

Willig, W.; Kommerell, T. (Hrsg.) (2005): Geistes- und Sozialwissenschaften pflegerelevant

Waller, H. (Hrsg.) (1996): Gesundheitswissenschaft – Eine Einführung in Grundlagen und Praxis: Verlag W. Kohlhammer

Waller, H. (Hrsg.) (2007): Sozialmedizin – Grundlagen und Praxis: Verlag W. Kohlhammer

Waller, H. (Hrsg.) (2009): Gesundheitswissenschaften, Studienbrief 4, Gesundheitssysteme im Zusammenhang, Studienbrief der Hamburger Fern-Hochschule